CONTENTS

Introduction : Brise les chaînes invisibles
Libère-toi du poids de tes ancêtres   1
Qui suis-je ?   2
Chapitre 1 : Ce que tu portes ne t'appartient pas   4
Chapitre 2 : Identifie les schémas familiaux qui te limitent   10
Chapitre 3 : Briser les chaînes familiales   21
Chapitre 4 : Crée tes propres croyances et actions alignées   33
Chapitre 5 : Fais la paix avec ton histoire   40
Conclusion : C'est maintenant que tout commence   45

INTRODUCTION : BRISE LES CHAÎNES INVISIBLES

"L'avenir appartient à ceux qui croient à la beauté de leurs rêves."
– Eleanor Roosevelt

Tu as peut-être déjà ressenti ce poids... Ce sentiment d'être bloquée sans savoir pourquoi.
Comme si certaines peurs, certains schémas ne venaient pas vraiment de toi. Peut-être que tu te retrouves à répéter des histoires que tu as vues dans ta famille : des luttes autour de l'argent, des sacrifices dans les relations, ou cette impression que le bonheur est toujours hors de portée.

Et si je te disais que ce poids, ces chaînes, ne t'appartiennent pas ? Que tu peux t'en libérer ?

Ce que tu vis aujourd'hui peut être l'écho des blessures et des croyances de tes ancêtres.
Ces empreintes, transmises inconsciemment de génération en génération, peuvent te retenir, te faire douter, ou même te pousser à te conformer à une histoire qui n'est pas la tienne.

Mais tu as le pouvoir de briser ce cycle.
Dans ce guide, je vais te montrer comment comprendre ces schémas familiaux, les libérer avec des outils simples et puissants,

et créer enfin ta propre réalité.

C'est un acte d'amour envers toi-même, mais aussi envers les générations qui viendront après toi.

Bon allez, je sens que tu es prête à te libérer et à écrire une nouvelle histoire.

C'est parti

"Ce n'est pas ce que nous héritons de nos ancêtres, mais ce que nous faisons avec ce que nous avons reçu qui détermine notre avenir." — Anonyme

LIBÈRE-TOI DU POIDS DE TES ANCÊTRES

en 5 étapes

QUI SUIS-JE ?

Je suis Jess, coach et mentor spécialisée dans la libération des traumas et le Human Design.

Maman solo d'un ado de 12 ans, artiste, et passionnée de voyages. J'ai vécu en expatriation pendant plus de 10 ans en Europe et en Asie, ce qui m'a permis de découvrir différentes cultures et de comprendre la richesse de la diversité humaine.

J'ai aussi aidé - et je continue d'accompagner - des centaines de femmes à retrouver leur puissance, leur amour de soi, leur vie.

J'ai aujourd'hui une vie abondante, mais ce n'a pas toujours été le cas.
J'ai longtemps reproduit des schémas familiaux, jusqu'à ce que, grâce à des rencontres improbables, des coachs puissants et un travail sur moi-même, je parvienne à me libérer.

Le chemin n'est jamais fini, et **je crois fermement que chacun devrait avoir accès de manière simple et actionnable aux outils pour libérer sa puissance innée.**
Je crois en un monde où l'amour est une valeur de base et où chacun, en s'acceptant dans ses dons et ses défis, permet à ses enfants de faire de même. Nous avons tous le droit inaliénable à une vie abondante et à une juste place dans ce monde.

C'est avec cette vision que j'ai créé ce guide, qui fait partie d'une série de mini-guides pratiques, pragmatiques et applicables au quotidien, pour toutes celles et ceux qui veulent grandir, mais ne savent pas par où commencer.

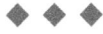

Ma mission : rendre le développement humain accessible à tous, parce que ce n'est pas l'affaire de quelques privilégiés, mais bien de chacun de nous.

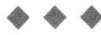

Avec amour,
Jess

CHAPITRE 1 : CE QUE TU PORTES NE T'APPARTIENT PAS

"Tu ne peux pas changer ton passé, mais tu peux transformer ton présent et donc ton futur." — Anonyme

Parfois, tu te demandes pourquoi certaines situations se répètent dans ta vie. Pourquoi tu ressens ces doutes, ces peurs, ou cette sensation d'être freinée. Ce que tu portes aujourd'hui ne vient pas toujours de tes choix ou de ton expérience personnelle.

Tu es en train de porter des bagages invisibles qui appartiennent à ton histoire familiale.

Pourquoi Portons-Nous Ces Héritages ?

Nos familles nous transmettent bien plus que des traits physiques ou des habitudes. Elles nous transmettent aussi des émotions, des peurs et des croyances, souvent inconsciemment.

- Si tes grands-parents ont connu des moments de survie, comme la guerre ou des difficultés financières, ces expériences peuvent encore résonner dans ton quotidien sous forme de peurs liées à l'argent ou à l'instabilité.

- Si, dans ta famille, les femmes ont dû se sacrifier pour les autres, tu peux ressentir cette pression sans même savoir d'où elle vient.

Ce sont des **empreintes émotionnelles**, transmises en héritage silencieux.

Le problème, c'est qu'elles peuvent devenir un poids, te limitant dans ta liberté d'agir et de penser.

Comment Savoir Si Tu Es Concernée ?

Voici quelques signes que tu portes des schémas familiaux :

- Tu as souvent l'impression de répéter les mêmes erreurs ou situations que tes parents ou tes proches.

- Certaines croyances te freinent, mais tu ne sais pas pourquoi. Par exemple : *"Je dois toujours me sacrifier pour les autres."*

- Tu ressens des émotions fortes ou inexpliquées dans certaines situations, comme si elles ne t'appartenaient pas vraiment.

Un exemple concret

Prenons le cas d'une de mes clientes, appelons la Marie.

Sa mère disait souvent : *"Les femmes de notre famille sont fortes, mais elles n'ont jamais de chance en amour."*

Aujourd'hui, Marie a du mal à s'engager dans une relation stable.

Inconsciemment, elle croit que réussir en amour n'est pas possible pour elle, parce que c'est "**l'histoire de sa famille**".

Marie n'est pas seule. Ces schémas se transmettent, mais ils ne sont pas une fatalité.

Exercice 1 : Les croyances et histoires de ma famille

1. Prends un moment pour réfléchir aux croyances que tu as héritées.

Pose-toi cette question : Quelles phrases ou croyances reviennent souvent dans ma famille ?

Quelques exemples :
"L'argent est toujours un problème."
"Les femmes doivent être fortes et ne jamais demander de l'aide."
"Le bonheur, c'est pour les autres."
"Les riches sont des voyous !"

Note tout ce qui te vient même si c'est anodin ou te semble ridicule. Tu ne sais jamais quels comportements et quelles phrases te restent gravés dans la roche ;)

2. Note tes émotions associées.

Pour chaque croyance, chaque phrase que tu as notées, écris ce que tu ressens.

Puis, demande-toi :
- Comment je me sens face à cela ?
- Cette idée m'aide-t-elle ou me limite-t-elle aujourd'hui ?
- Est-ce une vérité ou un poids dans mon corps ?

Alors ? Est-ce que cela te motive ou te limite ?

3. Observe les liens avec ta vie.

Demande-toi :

- Est-ce que je reproduis ces schémas aujourd'hui ? Dans quelles situations ?
- Est-ce que ces croyances influencent mes choix ou mes blocages ?

Par exemple :

☐ Si ta famille valorise le sacrifice, as-tu du mal à prendre du temps ou soin de toi aujourd'hui ?

☐ Si l'argent était un sujet de lutte, ressens-tu de la peur ou de la culpabilité face à tes finances ?

▢ Ce Que Tu Dois Retenir

Tu n'es pas responsable des blessures et des schémas que ta famille t'a transmis.

Ces histoires ne sont ni bonnes ni mauvaises, certaines t'ont peut-être même aidée à avancer.

Mais si elles te freinent aujourd'hui, il est temps.

Tu as le pouvoir de les reconnaître, de les comprendre et, surtout, de t'en libérer.

Dans le prochain chapitre, tu apprendras comment identifier précisément ces schémas familiaux et commencer à reprendre le contrôle de ta vie.

Apprête-toi à approfondir ta réflexion. Sors les crayons et le carnet.

"Les chaînes ne sont jamais brisées par ceux qui les portent, mais par ceux qui osent les briser." —*Jean-Paul Sartre*

CHAPITRE 2 : IDENTIFIE LES SCHÉMAS FAMILIAUX QUI TE LIMITENT

"Libérer son esprit de ce que l'on a appris est l'une des choses les plus difficiles à faire, mais c'est là que commence le changement."
— Eckhart Tolle

Pour te libérer du poids des générations passées, tu dois d'abord comprendre clairement ce que tu portes.

Quels sont les schémas qui se sont répétés dans ta famille ? Quels sont ceux qui te retiennent encore aujourd'hui ?

Ce travail demande un peu de réflexion, mais il est essentiel pour te reconnecter à toi-même et reprendre le contrôle de ta vie.

Reconnaître Les Schémas Récurrents

Nos familles fonctionnent comme des systèmes, où certaines croyances et comportements se transmettent d'une génération à l'autre.
Ces schémas peuvent se manifester dans plusieurs domaines :

1. L'argent et le travail

- Certaines familles vivent avec la croyance que l'argent est rare ou difficile à obtenir. Cela peut créer un sentiment d'insécurité ou de culpabilité face à la réussite.

- D'autres valorisent le travail acharné au détriment de l'épanouissement personnel, transmettant l'idée que se reposer ou se faire plaisir est une forme de paresse.

Un exemple : Ta mère disait souvent : *"Si tu veux quelque chose dans la vie, il faut te battre pour l'avoir."*

Aujourd'hui, même si tout va bien, tu ressens une tension constante, comme si tu devais toujours prouver ta valeur.

2. Les relations amoureuses et familiales

- Dans certaines lignées, les femmes se sont sacrifiées pour leur famille ou ont accepté des relations déséquilibrées par obligation ou par peur de l'abandon.

- Cela peut se traduire par des difficultés à poser des limites, à recevoir de l'amour ou à s'autoriser des relations épanouies.

Exemple : Si les femmes de ta famille disaient souvent *"Aimer, c'est souffrir"*, tu peux, sans t'en rendre compte, attirer des partenaires qui ne te respectent pas ou rester dans des relations où tu te sens constamment en manque.

3. La santé et le bien-être

- Les blessures émotionnelles non résolues peuvent également se traduire par des schémas autour de la santé : maladies récurrentes, épuisement chronique ou négligence de soi.

- Ces comportements peuvent être liés à des messages implicites comme : *"On n'a pas le droit de se plaindre, il faut tenir le coup."*

Par exemple : Tu remarques que, comme ta mère ou ta grand-mère, tu t'occupes des autres avant toi, au point d'ignorer tes propres besoins, jusqu'à tomber malade.

Les Émotions Comme Signal

Les schémas familiaux se révèlent souvent à travers tes émotions. Quand tu te sens bloquée, frustrée ou dépassée, c'est parfois le signe qu'un héritage familial est en train d'agir en arrière-plan.

- **La peur** : peur de l'échec, peur de réussir, peur d'être rejetée... Ces émotions viennent souvent d'histoires passées où quelqu'un a été puni ou rejeté pour avoir osé être différent.

- **La culpabilité** : tu te sens coupable de vouloir autre chose que ce qu'a vécu ta famille, comme si réussir ou être heureuse allait trahir leurs luttes.

- **La colère ou la tristesse** : ces émotions émergent lorsque tu sens que tu répètes des cycles que tu ne veux pas reproduire, mais que tu ne sais pas comment en sortir.

Les Blessures Transgénérationnelles Invisibles

Certaines blessures ou schémas ne sont pas exprimés directement, mais restent "imprimés" dans l'histoire familiale.

Ces empreintes invisibles peuvent s'accumuler et influencer ton comportement :

- Des drames familiaux non résolus, comme des secrets, des trahisons ou des pertes.

- Des événements marquants, comme des guerres, des exils ou des faillites, qui ont laissé une empreinte durable.

Exemple : Tu as un ancêtre qui a perdu tout ce qu'il avait, et ça se manifeste aujourd'hui par une peur irrationnelle de l'insécurité matérielle, même si ta situation est stable.

Pourquoi Les Schémas Se Répètent-Ils ?

Les schémas familiaux se répètent parce que nous cherchons inconsciemment à appartenir à notre lignée.

C'est un mécanisme naturel : nous voulons être loyaux envers nos proches et "honorer" leur histoire.

Cette loyauté peut devenir un fardeau si elle te pousse à te limiter ou à te conformer à une vie qui ne te ressemble pas.

En reconnaissant ces schémas, tu peux choisir de les honorer autrement, sans les reproduire.

Un Regard Bienveillant Sur Ton Histoire

Ce travail d'introspection n'est pas là pour blâmer ta famille ou rejeter ton passé.

Bien au contraire : c'est une manière d'honorer tes ancêtres en prenant conscience de ce qu'ils t'ont transmis et en choisissant ce que tu veux garder.

- Reconnaître un schéma ne signifie pas rompre avec ta famille. Cela signifie simplement que tu fais un choix conscient de ce qui te nourrit et de ce qui te limite.

- En te libérant, tu ne te détaches pas de tes racines, mais tu deviens l'artisane d'une nouvelle histoire pour toi et pour celles qui viendront après toi.

Exercice 2 : Plonge dans l'histoire de ta famille

Cet exercice t'aidera à identifier les schémas familiaux qui influencent des domaines concrets et spécifiques comme l'amour, le sexe ou même le rapport au risque et à la chance.

⬜ Tu peux le faire sur n'importe quel sujet où tu te sens limitée.

Prends un moment au calme, un carnet, et explore avec bienveillance. Laisse venir ce qui te traverse, sans filtre.

Ce n'est pas un examen, c'est une exploration ⬜

1. Dessine ton "arbre émotionnel familial"

- Dessine un arbre simple avec toi au centre. Ajoute une branche pour chaque parent, grand-parent ou figure clé de ta famille.

- À côté de chaque nom, note les **croyances ou comportements récurrents** dans leur vie.

Par exemple, parmi mes clientes j'ai pu voir :
"Papa : il répétait toujours qu'on devait travailler dur pour mériter quoi que ce soit."
"Mamie : elle était fière mais vivait avec la peur de manquer d'argent."
"Maman : elle faisait tout passer avant elle, comme si elle n'avait jamais le droit de se reposer."
"Papa disait toujours que l'amour, c'est compliqué, et il a changé de partenaire plusieurs fois."
"Mamie : elle n'aimait pas parler de sexualité, c'était tabou."
"Tonton : il jouait souvent au loto ou au tiercé, mais il disait toujours que la chance finit par tourner."

2. Les histoires marquantes

Réponds à ces questions pour détecter les récits ou événements récurrents dans ta famille :

- Y a-t-il eu des drames ou des secrets (ex. : faillites, trahisons, abandons) dont on parle souvent ou jamais ?
- Quels sont les récits qui ont marqué ton enfance ?
  Exemple : *"Grand-père a tout perdu pendant la guerre."* ou *"Dans notre famille, les femmes se débrouillent toujours seules."*
- Quelles leçons de vie répétées as-tu entendues ?
  Exemple : *"Les hommes, on ne peut pas leur faire confiance."* ou *"Se reposer, c'est être faible."*

Va encore plus profondément en pensant à des thèmes spécifiques :

- **L'amour** : Y a-t-il des schémas récurrents dans les relations ? Des divorces, des trahisons, ou au contraire des mariages sans amour ?
- **Le sexe** : Quels messages as-tu reçus à ce sujet ? Était-ce un sujet ouvert ou tabou ? Y avait-il des jugements, par exemple sur le plaisir ou sur les relations hors mariage ?
- **Le jeu et le risque** : Parle-t-on d'histoires de gains, de pertes ou de dettes dans ta famille ? Quel était le regard posé sur les personnes prenant des risques financiers ou personnels ?

3. Les liens avec toi aujourd'hui

Regarde ton arbre et pose-toi ces questions :

- Est-ce qu'un thème ou une croyance revient souvent dans ta famille ?

- Ces croyances influencent-elles ton comportement ? Vois-tu des parallèles avec ta propre vie ou tes comportements ?

Quelques exemples :
"Dans ma famille, on dit que l'amour finit toujours mal. Aujourd'hui, j'ai peur de m'engager."
"Le sexe était tabou chez nous. Je réalise que je me sens coupable de vouloir explorer ma sexualité."
"Tonton disait que prendre des risques, c'est perdre. Je me rends compte que je n'ose pas me lancer dans mes projets."

4. Récapitulatif

Note un résumé pour toi-même, ta prise de conscience :

"Je vois que l'amour est toujours lié à la douleur dans ma famille, et je ressens encore cette peur aujourd'hui."

"Le sexe était toujours caché dans ma lignée, et je sens que ça me freine dans ma vie intime."

"Je réalise que j'ai un blocage à prendre des risques, comme si perdre était inscrit dans mon histoire."

"Je comprends que pour moi l'argent est toujours lié à la lutte, il faut garder chaque sou et s'empêcher de le dépenser."

"J'ai intégré dans mes croyances que dans un couple, quelqu'un allait toujours tromper l'autre. Autant s'y faire et ne pas y attacher tant d'importance."

"J'ai appris qu'il faut rester ensemble pour les enfants, même au prix de son épanouissement personnel."

Petit Rappel De Moi À Toi

Ce n'est pas un exercice pour juger ou condamner ta famille, mais pour éclairer des parties de toi que tu n'avais peut-être jamais regardées.

En prenant conscience de ces histoires, tu peux commencer à choisir ce que tu veux transformer, honorer ou laisser derrière toi.

Maintenant que tu as commencé à poser un regard conscient sur ces schémas, le travail de libération peut commencer. Dans le prochain chapitre, je vais te guider à travers des outils simples et faciles à intégrer dans ton quotiden pour relâcher ces empreintes émotionnelles et reprendre pleinement ta puissance.

On passe à l'action ?

> "Nous ne pouvons pas changer ce qui nous est arrivé, mais nous pouvons choisir ce que nous en faisons." — Viktor Frankl

CHAPITRE 3 : BRISER LES CHAÎNES FAMILIALES

"L'action est la clé fondamentale de tout succès." — Pablo Picasso

Maintenant que tu as mis en lumière ces schémas familiaux, il est temps d'aller plus loin.

Voir, c'est une première victoire. Mais ce n'est pas suffisant.

Pour reprendre le contrôle de ta vie, tu dois choisir consciemment de briser ces chaînes, ces loyautés invisibles qui te maintiennent dans des répétitions inconscientes.

Oui, ça demande du courage, mais surtout, ça demande de **l'amour pour toi-même** et pour tes rêves à venir.

Pourquoi Est-Ce Si Difficile De Se Détacher ?

Dans une famille, on a toutes appris une chose essentielle : appartenir.
Et appartenir à sa lignée, c'est souvent rester fidèle à ses règles, ses croyances, ses comportements, même si ça te limite.

Parce que dans ton inconscient, appartenir, c'est être aimée, c'est être en sécurité.

Alors quand tu commences à questionner ou à vouloir sortir d'un schéma, tu ressens de la culpabilité :

"Si je réussis là où mes parents ont échoué, est-ce que je les trahis ?"

"Si je fais différemment, est-ce que je vais toujours être acceptée par ma famille ?"

Sache ceci : en te libérant, tu n'abandonnes pas ta famille.

Tu choisis de vivre une vie qui t'honore tout en respectant ce que tes ancêtres ont traversé.
Et crois-moi, **libérer ces chaînes, c'est aussi ouvrir une nouvelle porte pour celles et ceux qui sont autour de toi et viendront après toi.**

Je vais te raconter mon histoire brièvement.
Je me suis détachée littéralement physiquement de ma famille. Cette coupure a duré plusieurs années et a été relativement violente. L'une des conséquences de cette coupure c'est que j'étais seule au moment de la naissance et des premiers moments de mon fils. J'étais seule pour beaucoup de choses, mais je m'en suis sortie, pas peu fière d'ailleurs !

J'ai grandi et j'ai cru rompre tous les schémas en sortant de l'environnement.

Puis j'ai grandi vraiment en me rendant compte que je reproduisais quand même plusieurs schémas : notamment celui de la mère seule - mes grand-mères avaient toutes les deux perdu leur époux et élevé leurs enfants seule. Celui de l'enfant prodigue - mes deux parents avaient quitté le foyer parental brutalement et tôt. Et bien d'autres.

Pour mon fils, pour moi, pour ma famille, je voulais apprendre une autre façon de se libérer.

C'est au sein de ma famille que j'ai commencé à vraiment rompre avec les systèmes de croyances ancrés et douloureux.

Je l'ai fait pour moi, pour mon fils, pour mes frères, mes nièces et mes neveux.

Comment Briser Les Chaînes ?

1. Reconnais la fidélité invisible.

Pour briser un schéma, tu dois d'abord reconnaître la loyauté que tu ressens envers lui.

Par exemple :

- Si tu as peur de réussir financièrement, demande-toi : *"Est-ce que réussir me ferait sentir que j'abandonne ma famille qui a toujours lutté ?"*

- Si tu as des relations compliquées, réfléchis : *"Est-ce que je rejoue une histoire familiale pour être en phase avec ma lignée ?"*

Reconnaître cette fidélité, c'est déjà un acte de libération.

2. Change ta perception de la loyauté.

Tu n'as pas besoin de reproduire les souffrances de ta famille pour honorer son histoire. Tu peux être fidèle autrement.

Remplace : *"Je reste dans les difficultés parce que ma famille a toujours souffert."*

Par : *"Je choisis de réussir pour montrer qu'il est possible de faire autrement."*

Un exemple concret

Une autre cliente, on l'appellera Lucie (tu remarques comme je suis forte à trouver des prénoms à la volée ? ;)), a grandi avec une mère qui répétait souvent : *"Les hommes sont tous des menteurs."*

Toute sa vie, Lucie a attiré des partenaires qui confirmaient cette croyance, sans comprendre pourquoi.

En réalisant que cette idée venait de sa mère, elle a décidé de poser une nouvelle intention : *"Je choisis des relations basées sur la confiance et le respect."*

Ça n'a pas été simple et bien sûr, il a fallu travailler dessus, mais peu à peu, elle a attiré des relations différentes, et sa mère, en voyant son bonheur, a fini par changer de discours.

3. Prends la responsabilité de ta vie.

Te libérer des schémas familiaux, ce n'est pas rejeter ta famille ni te victimiser.
C'est assumer que, même si ce que tu portes ne vient pas de toi, tu as le pouvoir de choisir ce que tu en fais.

Pose-toi cette question clé : *"Est-ce que je veux continuer à reproduire cette histoire, ou est-ce que je choisis d'en écrire une nouvelle ?"*

Rappelle-toi que chaque petite action, chaque décision différente que tu prends, c'est une victoire sur ces chaînes invisibles.

Un exemple concret

Sarah est issue d'une lignée où le travail passait toujours avant tout. Du coup, elle n'arrivait jamais à se poser.
Elle culpabilisait dès qu'elle prenait une pause. Sans déconner.

Puis un jour, elle a décidé de poser une limite : chaque dimanche serait consacré à elle-même, sans travail.

Alors au début, c'était difficile. Elle m'a raconté qu'elle entendait presque la voix de sa mère dire : *"J'ai pas mis au monde une fainéante !"*

Et en fait, petit à petit, elle a ressenti une paix intérieure. Elle s'accordait du temps et ça lui faisait du bien. Et même à sa mère qui venait au ciné avec elle de temps en temps !

Elle a compris que cette limite ne l'éloignait pas de sa famille, mais la rapprochait d'elle-même. Et lui donnait l'occasion de voir et créer une autre facette de sa relation mère-fille.

Ce Que Tu Dois Retenir

- Briser un schéma, c'est d'abord reconnaître qu'il existe.

- La loyauté envers ta famille n'a pas besoin de passer par la répétition des mêmes souffrances.

- Tu peux honorer ton histoire familiale en vivant pleinement TA vie.

Te libérer, c'est un cadeau que tu te fais à toi-même.
Et c'est aussi une manière de montrer à ta famille, à tes proches, et aux générations futures que d'autres chemins sont possibles.

Et ça, c'est la plus belle preuve d'amour que tu puisses offrir.

Exercice 3 : Brise tes chaînes familiales

Je te propose ici plusieurs approches pour cet exercice. Choisis celle qui te parle le plus, ou fais-les toutes si tu le souhaites.

Ce travail est puissant, alors prends ton temps et sois douce avec toi-même.

Option 1 : Écris une lettre de libération

1. Choisis un schéma familial que tu veux libérer.
Cela peut être une croyance, un comportement ou une situation que tu répètes.
Exemple : *"Dans ma famille, l'amour est toujours lié à la douleur."*

2. Rédige une lettre à ton ou tes ancêtres.

- Explique ce que tu as reçu d'eux, ce que tu comprends de leur histoire, et remercie-les pour ce qu'ils t'ont transmis.

- Puis écris clairement :

"Je choisis aujourd'hui de vivre différemment. Je vous rends ce poids avec amour, et je m'autorise à créer ma propre voie."

3. Lis la lettre à voix haute.
Ressens ce moment de libération. Je t'assure que ça va te faire un truc.
Si tu le souhaites, brûle la lettre dans un endroit sûr en imaginant que ce schéma disparaît avec la fumée.
Seulement si tu peux ! J'ai essayé une fois, ce n'était aussi romantique que dans les films ;)

Option 2 : Visualisation guidée

1. Installe-toi dans un endroit calme et ferme les yeux.

2. Imagine un lien entre toi et ta famille.

Visualise une chaîne, une corde ou un fil lumineux qui te relie à ton arbre généalogique.
Observe ce lien : est-il lourd, tendu, ou au contraire léger ?

3. Concentre-toi sur un schéma spécifique.

Imagine ce schéma comme une pierre ou un objet posé sur ce lien.
Que ressens-tu en le voyant ?

4. Visualise la libération.

Imagine-toi en train de déposer cette pierre ou de couper ce fil avec douceur et respect.
Remplace-le par une lumière chaleureuse qui symbolise ton choix de vivre autrement.

5. Reste quelques instants avec ce sentiment de liberté.

Option 3 : Transforme ta loyauté invisible en un engagement conscient

1. Identifie un schéma qui te limite.

Par exemple : *"Les femmes de ma famille se sacrifient toujours pour les autres."*

2. Pose cette question : "Comment puis-je honorer ma

famille autrement ?"

Note une action concrète et positive que tu peux entreprendre pour transformer cette loyauté.

Exemple :
☐ *"Au lieu de me sacrifier, je vais montrer qu'on peut s'occuper des autres tout en prenant soin de soi."*

☐ *"Je vais prendre du temps chaque semaine juste pour moi, en expliquant à ma famille que je le fais aussi pour être plus présente et en paix avec eux."*

3. Mets cet engagement en pratique.
Rappelle-toi que chaque petit pas compte.

Et chaque fois que tu doutes, redis-toi : *"En me libérant, j'ouvre une porte pour toute ma lignée."*

Option 4 : Crée un rituel personnel

1. Choisis un objet ou un symbole pour représenter le schéma que tu veux briser.

Une pierre pour un poids émotionnel, une corde pour une attache, ou même un dessin qui illustre ce que tu ressens.

2. Organise un rituel de libération.

Enterre cet objet dans la terre en disant :
"Je rends cette croyance/souffrance à la terre. Elle n'a plus de place dans ma vie."

Ou jette-le symboliquement dans l'eau ou un feu sécurisé (si c'est possible), en visualisant que tu laisses partir ce fardeau.

3. **Termine en te recentrant sur toi.**

Dis-toi une affirmation positive, du type :
"Je m'autorise à vivre pleinement ma vie, libre et alignée avec ce que je suis."

Petit Mot Pour Toi :

Peu importe l'option que tu choisis, souviens-toi que ce travail est un cadeau. Libérer ces chaînes, c'est ouvrir un espace pour que tu puisses enfin être toi, sans retenue.

Vas-y à ton rythme, et célèbre chaque petite victoire sur le chemin.

> *"Un rituel est une manière de rendre visible l'invisible, de transformer un sentiment en action." — Anonyme*

CHAPITRE 4 : CRÉE TES PROPRES CROYANCES ET ACTIONS ALIGNÉES

"Ce que vous croyez, vous le devenez." – Mahatma Gandhi

Tu es arrivée jusqu'ici parce que tu as osé regarder ce qui te limitait, ce que tu portais sans l'avoir choisi.

Après les prises de conscience, les libérations, il est temps de remplacer. **La nature a horreur du vide.**

Ce que tu as vécu ne doit plus être une excuse pour rester bloquée dans des comportements qui ne te servent plus.
Ce que tu choisis de croire et comment tu choisis d'agir aujourd'hui te permet de créer une nouvelle voie, plus alignée avec qui tu es réellement.

Pourquoi Est-Ce Crucial De Créer Tes Propres Croyances ?

Les croyances, ce sont des filtres à travers lesquels tu vois le monde. Elles façonnent la façon dont tu te perçois, les autres, et tes opportunités.
Quand tu choisis consciemment tes croyances, tu choisis la réalité que tu vas vivre. C'est installer un nouveau GPS pour naviguer dans ta vie.

Tu passes à l'action et décides de reprogrammer tes croyances, en fonction de la femme que tu es vraiment.

Plus qu'un acte intellectuel, c'est un acte d'amour.

Comment Créer Des Croyances Alignées ?

1. Identifie tes croyances limitantes

Tout commence par la prise de conscience. Tu l'as fait aux chapitres précédents. Reprends la liste de ces croyances sur ton arbre de vie.

2. Remets en question tes croyances

Tu as pris du temps et du recul et évalué chaque croyance de manière **relativement** objective - nous ne sommes qu'humain !

Si tu penses que l'argent est difficile à gagner, rappelle-toi des moments où tu as eu des gains inattendus ou des opportunités professionnelles qui se sont présentées à toi.

Le simple fait de questionner ces croyances va déjà ouvrir un espace pour de nouvelles perspectives.

3. Crée de nouvelles croyances positives et nourrissantes.

Maintenant que tu sais d'où viennent tes croyances limitantes, que tu les as également challengées, il est temps de les remplacer par des croyances qui te soutiennent et t'inspirent.

Les nouvelles croyances doivent être ancrées dans ce que tu veux réellement manifester dans ta vie.

J'ai un petit lot de croyances alignées pour toi :

"Je mérite d'être aimée telle que je suis."

"J'ai de la valeur dans ce que je suis, ce que je contribue au monde."
"L'argent est de l'énergie et ce que je donne je le reçois aussi."

"Je suis capable de créer des relations saines et épanouissantes."

"Je mérite de m'accepter telle que je suis moi-même. "

"Je suis digne de succès et je le manifeste avec confiance."

Pour chaque croyance que tu remplaces, écris-la.

Mets la sur un papier dans une jarre ☐, dans ton portefeuille, n'importe où.

Ancre-la profondément dans ton esprit **et ton corps.** La répétition est clé pour transformer ces nouvelles croyances en vérités.

Aligner Tes Actions Avec Tes Nouvelles Croyances

Les croyances seules ne suffisent pas. Pour qu'elles prennent vie, tu dois **les soutenir avec des actions alignées.**

Ce sont tes actions qui vont prouver à ton inconscient que ces croyances sont **réelles et applicables.**

1. **Prends des actions qui reflètent tes nouvelles croyances.**

- Si tu as choisi de croire que l'argent est facile à gagner, commence à agir comme si c'était déjà le cas. Recherche des opportunités pour augmenter tes revenus, ose demander plus pour ton travail, ou investis dans des projets qui te passionnent et te tiennent à cœur.

- Si tu choisis de penser que tu mérites une relation épanouie, commence à poser des limites saines en disant non aux comportements qui te blessent. Sois claire sur tes besoins, et partage fièrement tes valeurs.

2. **Commence petit, et sois consistante.**

Tu n'as pas besoin de faire des changements radicaux du jour au lendemain.

Chaque petite action que tu prends dans la direction de tes nouvelles croyances va nourrir ta transformation.

Si tu as l'habitude de te juger ou de douter de toi, remplace les mots durs par des affirmations positives chaque fois que tu te surprends à avoir des pensées néfastes.

Si tu as as peur du manque d'argent, commence par parler de l'argent autrement. Investis dans des projets qui te te tiennent à cœur ☐ même juste une petite somme.

3. Célébre chaque victoire.

Même les petites comptent. Chaque fois que tu agis en alignement avec tes nouvelles croyances, prends le temps de célébrer. Cela renforcera encore plus ton engagement envers toi-même et te rappellera que tu es sur le bon chemin.

Un exemple concret

Clara avait toujours cru qu'elle n'était pas assez bonne pour réussir dans sa carrière.

Cette croyance limitante venait de son enfance, où elle avait été constamment comparée à sa sœur aînée, perçue comme "la brillante".

Et puis un jour, Clara a décidé de remettre en question cette croyance. Elle a reconnu qu'elle avait des talents uniques et qu'elle méritait de réussir à sa manière.

Clara a alors remplacé sa croyance limitante par une nouvelle : *"Je suis capable de réussir dans ma carrière en restant fidèle à moi-même."* Elle a commencé à prendre des actions concrètes : elle a postulé à des postes qui la passionnaient, elle a demandé des augmentations, et elle a mis en avant ses idées au travail.

Aujourd'hui, Clara est non seulement épanouie dans sa carrière, mais elle a aussi compris que son succès n'avait rien à voir avec la comparaison à sa sœur.

Elle est fière de son propre parcours. Et elle reste fière de sa sœur !

☐ Ce Que Tu Dois Retenir

Tu as le pouvoir de créer tes propres croyances et de les aligner avec la vie que tu veux vivre.
Ce processus demande de la conscience, de la patience et de l'engagement, c'est vrai. Si tu me lis, c'est que tu es consciente et engagée déjà !

Et il te permettra de transformer ton monde intérieur et extérieur.

Les croyances que tu choisis d'adopter aujourd'hui vont définir la personne que tu deviendras demain. Choisis-les avec soin, et aligne tes actions avec ta vérité.

> *"Les croyances créent la réalité. Ce que tu choisis de croire aujourd'hui définit ce que tu vivras demain." — Anonyme*

CHAPITRE 5 : FAIS LA PAIX AVEC TON HISTOIRE

"L'histoire ne peut être changée, mais elle peut être réécrite par la façon dont tu choisis de la regarder." — Anonyme

C'est bon, tu as compris : te libérer des chaînes familiales, les remplacer par de nouvelles visions aidantes, c'est essentiel à ton bien-être personnel et par ricochet, au bien-être de tes proches et de ton entourage.

La dernière étape est tout aussi cruciale à ce processus car elle permettra que les effets soient durables et ancrés : accepter ton histoire, avec tout ce qu'elle contient : les blessures, les erreurs, mais aussi les forces et les leçons.
Faire la paix, ce n'est pas tout effacer ou tout pardonner.

C'est reconnaître ce qui a été et choisir de ne plus le laisser définir ton présent ou ton futur.

Pourquoi Accepter Son Histoire ?

Parce que ton histoire, c'est le point de départ.

Même si elle a été marquée par des défis ou des douleurs, c'est elle qui t'a construite. La rejeter, c'est rejeter une partie de toi.
L'accepter, c'est t'offrir la possibilité de transformer tes blessures en énergie qui t'appartient et de l'utiliser comme tu l'entends.

Refuser de faire la paix avec ton passé, c'est porter un sac à dos rempli de pierres.
À chaque pas, ça pèse, ça fatigue, et tu avances moins vite.
Alors que faire la paix, c'est choisir d'enlever ces pierres une par une et de garder ce qui te nourrit.

Ce Que Signifie Faire La Paix

Faire la paix ne veut pas dire excuser les comportements toxiques ou les injustices que tu as vécues.

Cela signifie :

- **Reconnaître la réalité**
  Accepter que ce qui est arrivé fait partie de ton histoire, sans essayer de le minimiser ou de l'idéaliser.
  Exemple : *"Mon père était distant. Ce n'est pas ce que je voulais, mais c'est ce que j'ai vécu."*

- **Lâcher le besoin de revivre ou réparer**
  Certaines blessures de ton passé ne peuvent pas être changées. Faire la paix, c'est arrêter d'attendre des excuses ou des réparations qui ne viendront peut-être jamais.
  Exemple : *"Ma mère n'a pas su m'aimer comme j'en avais besoin, mais je peux aujourd'hui m'aimer moi-même."*

- **Choisir consciemment ce que tu veux en garder.**
  Même dans les moments difficiles, il y a des leçons ou des forces à tirer. Faire la paix, c'est te demander : *"Qu'est-ce que je veux transformer ou honorer dans mon histoire ?"*

Un exemple concret
Emma a grandi dans une famille où l'amour se donnait sous condition.
Pour être aimée, elle devait être "parfaite" : toujours gentille, toujours obéissante, faire vite, rester polie, ne pas se salir...
En grandissant, elle a continué à chercher l'approbation des autres, jusqu'à s'oublier complètement.

Un jour, Emma a décidé qu'il était temps de changer.

Elle a d'abord reconnu que cette quête d'amour conditionnel venait de son enfance.

Ensuite, elle a choisi de faire la paix avec cette histoire.

Elle a écrit une lettre à la petite fille qu'elle était, lui disant : *"Tu as fait de ton mieux. Maintenant, tu n'as plus besoin de prouver ta valeur. Tu es suffisante, juste comme tu es."*

En travaillant sur son passé seule et accompagnée (coucou, oui je l'ai coachée !), Emma a compris qu'elle pouvait se donner l'amour qu'elle attendait des autres.
Et aujourd'hui, elle avance avec plus de liberté et de sérénité.

☐ Sache que si tu veux essayer le Coaching de Libération des Empreintes Émotionnelles Négatives, il te suffit de m'envoyer un message sur n'importe quel réseau social à

@ coachjesscoper

Les Bénéfices De Faire La Paix Avec Ton Histoire

1. Plus de légèreté émotionnelle.
En lâchant les poids du passé, tu te sens plus légère, plus disponible pour vivre pleinement le présent.

2. Une meilleure relation avec toi-même.
Accepter ton histoire te permet d'arrêter de te juger ou de te comparer aux autres. Tu apprends à t'aimer telle que tu es, avec tes forces et tes failles.

3. Une ouverture vers l'avenir.
Faire la paix te libère de l'emprise de ton passé. Tu peux enfin avancer sans traîner derrière toi des blessures non guéries.

☐ Ce Que Tu Dois Retenir

Faire la paix avec ton histoire, ce n'est pas oublier ni effacer. C'est choisir de regarder ton passé en face, de l'accepter pour ce qu'il est, et de ne plus lui donner le pouvoir de t'empêcher d'avancer.

Ton histoire ne te définit pas. Ce qui te définit, c'est ce que tu choisis d'en faire.

"Le passé ne peut être changé, mais l'avenir est entre vos mains." – Audrey Hepburn

CONCLUSION : C'EST MAINTENANT QUE TOUT COMMENCE

_"Ne regarde pas en arrière, tu n'y vas pas." — Anonyme

Tu as fait un travail puissant.

Tu as pris conscience de ce que tu portais de ta famille, de ces croyances et schémas limitants qui n'étaient même pas les tiens. Tu les as observés, tu les as interrogés, et tu as pris la décision de les laisser derrière toi.

Tu t'es libérée.

Ce chemin, ce n'est pas la fin, mais le début d'une nouvelle ère.

C'est le début de la création d'une vie qui te ressemble, une vie où tu choisis tes croyances et tes actions, une vie alignée avec qui tu es réellement. Ce n'est pas facile, mais c'est possible. Et chaque pas que tu fais dans cette direction te rapproche un peu plus de la femme épanouie et libre que tu veux devenir.

Rappelle-toi : ce n'est pas ce que tu as vécu qui définit qui tu es, c'est ce que tu choisis de croire et d'incarner maintenant qui façonne ton avenir.

Tu es prête à avancer en paix avec ton histoire. À tourner la page, à te détacher de ce passé et à faire de ton histoire une source de pouvoir et non de limitation.

Alors, prends une grande inspiration. C'est ton moment. Va de l'avant, confiante, armée de tes nouvelles croyances, de ta puissance intérieure et de ta capacité à créer la vie que tu désires.

Quand tu sens que ce chemin mérite d'être exploré encore plus profondément, je suis là pour t'accompagner.

Parce que tu n'as pas à tout faire seule, et il n'y a pas de honte à demander du soutien lorsque tu es prête à t'épanouir.
Que tu aies besoin d'aide pour clarifier tes croyances, surmonter des blocages émotionnels, ou simplement trouver la clarté pour avancer avec confiance, je peux t'accompagner dans ton parcours.

N'hésite pas à me contacter directement sur mon profil Facebook pour discuter de mes accompagnements personnalisés.

Alors, quelle sera ta prochaine action ? Quelle croyance choisis-tu de réécrire aujourd'hui ?
Partage avec moi tes histoires par message ou par mail, j'adore lire et voir que quelque part, quelqu'un a repris sa puissance.

_"Il n'est jamais trop tard pour être ce que vous auriez pu être." – George Eliot

Avec Amour,

Jess 🤍

Pour Me Contacter

Ou Explorer Mes Contenus

Facebook https://www.facebook.com/jessica.coper
Instagram https://www.instagram.com/coachcoper/
YouTube https://www.youtube.com/@CoachCoper

Mail : coachjesscoper@gmail.com

"Parce que pour augmenter la vibration de ce monde, il est de ta responsabilité de t'accepter, de t'aimer inconditionnellement." - Jess Coper (moi aussi je veux ma citation comme les grands !)

www.ingramcontent.com/pod-product-compliance
Lightning Source LLC
Chambersburg PA
CBHW070941220526
45469CB00007B/2468